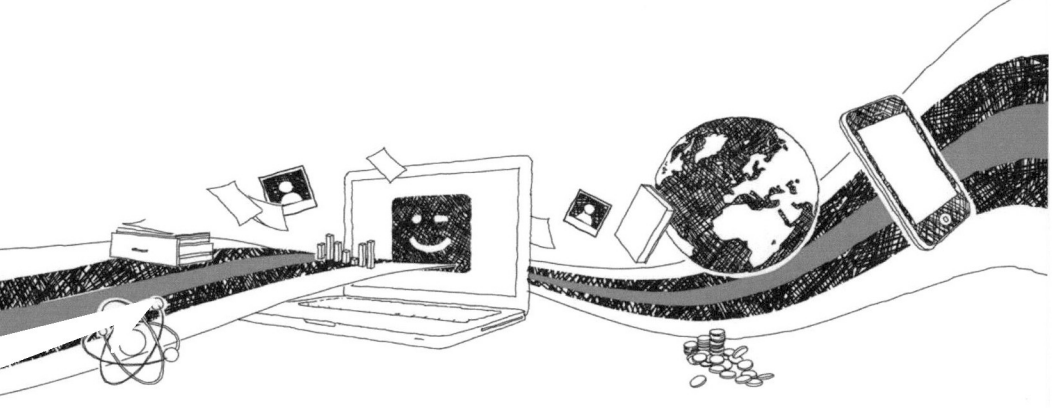
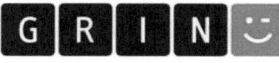

Durchführung einer Ernährungsberatung unter Einbezug des GROW-Modells

GRIN ☺

Bibliografische Information der Deutschen Nationalbibliothek:

Die Deutsche Nationalbibliothek verzeichnet diese Publikation in der Deutschen Nationalbibliografie; detaillierte bibliografische Daten sind im Internet über http://dnb.d-nb.de abrufbar.

ISBN: 9783389037607
Dieses Buch ist auch als E-Book erhältlich.

Druck und Bindung: Books on Demand GmbH, Norderstedt Germany
Gedruckt auf säurefreiem Papier aus verantwortungsvollen Quellen

Das vorliegende Werk wurde sorgfältig erarbeitet. Dennoch übernehmen Autoren und Verlag für die Richtigkeit von Angaben, Hinweisen, Links und Ratschlägen sowie eventuelle Druckfehler keine Haftung.

Das Buch bei GRIN: https://www.grin.com/document/1436555

Hausarbeit

Studiengang	Ernährungsberatung (BEB)
Studienmodul	Ernährungspsychologie
Datum Präsenzphase (siehe Ergebnisdokumentation)	2023
Aufgabe	Durchführung einer Ernährungsberatung unter Einbezug des GROW-Modells

Inhaltsverzeichnis

1.Einleitung

Die chronische Erkrankung der Schilddrüse betrifft weltweit Millionen von Menschen und kann zu einer Vielzahl von gesundheitlichen Problemen führen. Gerade bei den Autoimmunerkrankungen leiden die Patientinnen unter einer Vielzahl von Symptomen, wie zum Beispiel Stimmungsschwankungen, Reizbarkeit, Müdigkeit und Gewichtszunahme. Die individuell angepasste Ernährung spielt eine entscheidende Rolle bei der Verbesserung von Autoimmunerkrankungen und kann dazu beitragen, die Symptome zu lindern und die Lebensqualität zu verbessern. Diesbezüglich spielt eine fundierte Ernährungsberatung eine große Rolle, um einen personalisierten Ernährungsplan zu entwickeln, welcher hier für die Patientin mithilfe des GROW-Modells nach Whitmore (1992) entwickelt wurde.

1.1.Charakterisierung der intervenierten Person

Die 28-jährige Klientin leidet an eine der häufigsten Autoimmunerkrankungen Hashimoto-Thyreoditis, welche die Schilddrüse betrifft und viele unangenehme Symptomen auslöst. Zur Behandlung der Schilddrüsenerkrankung wurde ihr das Medikament L-thyroxin verschrieben. Laut des Prof.Otto-Albrecht Müller (2007) vom Berufsverbandes Deutscher Internisten (BDI), kann das Medikament im Einzelfall das Hungergefühl steigern und zur Gewichtszunahme führen. Dies sei der Grund, warum Menschen mit einer Schilddrüsenerkrankung nach Beginn einer Behandlung mit L-thyroxin gelegentlich zunehmen. "Die Patienten sollten in einem solchen fall jedoch nicht die Dosis des Medikamentes verändern, sondern besser ihre Ernährung anpassen" (Prof.Otto-Albrecht Müller, 2007).

Die Klientin wiegt bei einer Körpergröße von 164 cm 101 kg. Daraus ergibt sich der Body Mass Index (BMI) 37,6kg/m2. Dieser ist deutlich erhöht ist und man spricht hier von Adipositas Grad II. Sie ist kein Raucher und trinkt kaum Alkohol. Sie führt einen ruhigen Lebensstil, ist eher introvertiert und hat einen sehr kleinen Freundeskreis. Sie ist in einem Fitnessstudio angemeldet und bezahlt regelmäßig den monatlichen Betrag. Circa drei Mal im Monat geht sie ins Fitnessstudio und macht Krafttraining. Ihr Lebensstil beschreibt sie als unsportlich und wenig aktiv.

Sie kocht gerne und versucht gesund zu kochen, sie kocht oft zentralasiatisches Essen, kurz gesagt Eiweiß- und Ballaststoffreich.

Trotzt verschiedenen Diäten, Heilfasten, aktiven Arbeitsbedingungen nimmt die Klientin ständig an Gewicht zu, hat aus den Frust dementsprechend Heißhungeranfälle und greift dann zu hochkalorischen, kohlenhydrathaltigen Lebensmittel. Nach den Heißhungeranfälle versucht sie die hohe Kalorienaufnahme auszugleichen und verzichtet auf vollwertigen Hauptmahlzeiten, dadurch entsteht eine unregelmäßige Nahrungsaufnahme.

Die Klientin arbeitet in einem Dreischichtsystem, wobei Sie drei Mal pro Woche die Frühschicht übernimmt. Mithilfe des GROW-Modells wurde es festgestellt, dass die Mahlzeiten der Klientin unregelmäßig sind, so dass sie oft vor dem Schlafen Heißhunger bekommt und unkontrolliert zu große Mengen zu sich nimmt. Ihre Essmuster erinnern an eine Binge Eating Desorder (BED), diese Diagnose wurde offiziell noch nicht bestätigt. Der Grund für die unregelmäßigen Mahlzeiten ist Ihr schlechtes Gewissen, welches durch das süße Frühstück während der Arbeitszeit ausgelöst wird. Die Klientin beschreibt Ihr süßes Frühstück sowie den Kaffee aus dem Automaten als gefestigtes Morgenritual während der Arbeitszeit.

1.2. Beschreibung der übergeordneten Situation der Person anhand der gewonnenen Informationen aus dem Gespräch

Darüber hinaus wurden für die Klientin dank des GROW-Modells (Whitmore , 1992) Zwischenziele, Ernährungsumstellung sowie weitere Interventionsmaßnahmen erarbeitet. In der Stufe „Goal" wurde ein Endziel und Leistungsziele festgelegt. Bei der „Reality" Stufe der größte Reiz ermittelt und bei der „Option" Stufe wurden Maßnahmen erarbeitet, die zur Vermeidung der Entstehung Ihres Reizes führen können. In der „What?" Stufe wurden Ihre Maßnahmen verfeinert und konkretisiert.

Insgesamt wurden drei Sitzungen vor Ort durchgeführt, wobei die Klientin und die Ernährungsberin ständig in digitalem Kontakt waren. Zur Ernährungsumstellung bekam die Klientin Rezeptideen zugeschickt, dies wurde auf Ihren Wunsch hin gemacht.

Nach der ersten Sitzung schickte sie jeden Tag Ihr Ernährungstagebuch an die Ernährungsberaterin (siehe Anhang, Abbildung 2).

2. Beratungsprozess

2.1. Beschreibung des GROW-Modells nach Whitmore (1992)

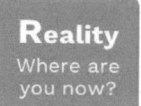 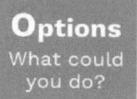 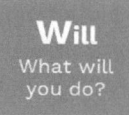

© 2017 The Estate of Sir John Whitmore and Performance Consultants International

Abbildung 1: Definitionen zum GROW-Modell von Whitmore, 2017#

Das GROW-Modell wurde 1992 von dem Sir John Whitmore, einem britischen Automo-
bilrennfahrer, Sportpsychologe, Coach und Sachbuchautoren sowie seinem Team für die
erfolgreiche Zielsetzung, Entwicklung der Strategien zu den gesetzten Zielen sowie dem
Einsatz dieser Strategien in der Realität entwickelt. Das Modell basiert auf vierStufen,
dessen Reihenfolge unbedingt einzuhalten ist.

Das GROW-Modell hilft den Menschen eigene Potenziale zu erkennen, Ziele festzulegen, Zwischenschritte zu diesen Zielen zu formulieren und in der Realität diese Zwischenschritte umsetzten zu können. Der Buchstabe „G" steht für die Ziele, die realistisch,
umsetzbar und SMART sein sollen. Der Buchstabe „R" steht für die Realität, auf dieser
Stufe wird es herausgefunden, ob diese Zwischenschritte zu den Zielen realisierbar sind.
Der Buchstabe „O" steht für die Optionen, hier geht es darum, dass die Zwischenziele
aus vielen Perspektiven betrachtet werden können. Der Weg der Zwischenschritten kann
unterschiedlich sein und auf dieser Stufe überlegt man sich verschiedene Variante von
Zwischenzielen zu dem Hauptziel, um besser vorbereitet zu sein. Der Buchstabe „W"
steht für Wille, was wird man tun um die vorgesetzte Ziele zu
erreichen? Welche Maßnahmen wird man dafür umsetzen?

2.2. Erläuterung zur Erreichung der Goal-Stufe und verwendete Werkzeuge

Goal: Ziele setzten sowohl für die einzelne Sitzung als auch kurz und langfristig.

John Whitmore unterscheidet zwei Arten der Zielen (Whitmore, 2009, S.62):

1) die erste Art ist das Endziel. Das Endziel ist das höchste Ziel und meistens nicht kon-
trollierbar. Man kann nie wissen was dazwischen kommen kann.

2) die zweite Art ist das Leistungsziel, dank dessen kann man eigene Fähigkeiten einschätzen, die zum endgültigen Ziel führen können, und dadurch wird es möglich den Weg zum Ziel unter Kontrolle zu halten. Das Endziel ist vielleicht die Inspiration, aber das Leistungsziel definiert die Spezifikationen.

Zu den Zielen schreibt John Whitmore in seinem Buch „Ziele, die man sich auf Basis einer idealen langfristigen Lösung setzt und für deren Umsetzung man sich realistische Schritte überlegt, sind im Allgemeinen bei Weiten inspirierender, kreativer und motivierender" (Whitmore, 2009, S.58).

In der Ernährungsberatung ermöglicht der Berater durch ausgewählte Strategie den KlientInnen selbstständig zur einer Zielsetzung zu kommen. Dabei ist es wichtig nicht nur ein Finalziel zu setzten, sondern ebenfalls Zwischenziele bzw. Leistungsziele festzulegen.

Mithilfe der SMART-Formel, die von dem Managementforscher und Unternehmensberater Peter Drucker (1909-2005) entwickelt wurde, wurde die Klientin bereits am Anfang des Gesprächs zu den spezifischen, messbaren, attraktiven, realistischen und terminierten Zielformulierungen geführt. Der ganze Prozess der Zielsetzung dauerte fünfundvierzig Minuten wobei das Endziel sowie die Leistungsziele festgelegt wurden.

Das festgelegte Endziel der Klientin:

-in einem Jahr bzw. am 20.Oktober 2024 vierzig Kilo weniger wiegen bzw. 61kg.

Das festgelegte Leistungsziele der Klientin:

-in 1,5 Monate bzw. am 5.Dezember 2023 sechs Kilo abnehmen.

-in drei Monate bzw. am 20.Januar 2024 elf Kilo abnehmen.

-in sechs Monate bzw. am 20.April 2024 zwanzig Kilo abnehmen.

-in acht Monate bzw. am 20.Juni 2024 achtundzwanzig Kilo abnehmen.

-in neun Monate bzw. am 20.August fünfunddreißig Kilo abnehmen.

-in zwölf Monate bzw. am 20.Oktober vierzig Kilo abnehmen.

-das Wohlfühlgewicht dauerhaft halten.

2.3. Erläuterung zur Erreichung der Reality-Stufe und Verhaltensanalyse eines problematischen Essverhaltens nach SORKC-Schema

Mithilfe des SORKC-Schema, das von Kanfer und Maslow (1969) entwickelt wurde, kann die Reality-Stufe und Verhaltensanalyse des problematischen Essverhaltens der Klientin erarbeitet werden. Das SORKS-Schema wird in der Verhaltenstherapie eingesetzt. Laut Kanfer, Reinecker und Schmelzer (2006) geht dieses Modell davon aus , dass jedes Verhalten durch ein Netz von Bedingungen ausgelöst und aufrechterhalten wird und es gibt dazu führende fünf Faktoren, dass man solche problematische Verhaltensweisen erlernt immer wieder anzuwenden und dadurch aufrechterhalten. Definition dieser fünf Faktoren nach Margraf und Schneider (2009, S.365):

S-Stimulus: Interne und externe Reize, die auf den Organismus einwirken

O-Organismus: Situationsübergreifende biologische und psychische Merkmale der Person, die die Aktualgenese des Problemverhaltens mediieren

R-Reaktion: Kognitiv-emotionale, psychologische und behaviorale Reaktionen (Problemverhalten)

K-Kontingenz: Auf das Problemverhalten folgen manchmal, immer, regelmäßig,intermittierend etc.bestimmte Konsequenzen

C-Konsequenz: Negative Verstärkung, positive Verstärkung; Wegnahme eines positiven Verstärkers; Hinzufügen eines aversiven Reizes

Der größte Auslöser der Klientin ist ein ungesundes Frühstücken und unregelmäßiges Essen drei Mal die Woche, welches langfristig zum verlangsamten Stoffwechsel führen kann. In der Beratung wurden nach SORKS-Schema die Fragen gestellt um die Reality-Stufe des GROW-Modells zu realisieren.

S-Stimulus: „Ich habe mich daran gewöhnt, dass ich während der Frühschichten auf der Arbeit immer mein Schokobrötchen und einen Kaffee am Computer frühstücke. Man kann gut abbeißen und es muss nicht gelöffelt, was voll ungemütlich wäre. Nach einem solchen kalorienreichen Frühstück habe ich ein schlechtes Gewissen und erlaube mir bis zum Abend nichts zu essen. Nach einem solchen Frühstück nehme ich meine nächste Mahlzeit erst am Abend um ca. 20Uhr zu mir."

O-Organismus: „Ich habe das immer gemacht und ich brauche mein süßes Frühstück. Ein solches Frühstück passt gut zum angenehmen Verzehr am Arbeitsplatz.“

R-Reaktion: „Wegen der Süße fühle ich mich energievoller und kann mich besser konzentrieren“

K-Kontingenz „Ich habe drei Mal Frühschicht in der Woche, also frühstücke ich drei Mal in der Woche das Schokobrötchen und einen Kaffee aus dem Automaten dazu.“

C-Konsiquenz „Nach einem solchen Frühstück bekomme ich Schwierigkeiten beim Stuhlgang und langfristig ist es nicht gesund für meinen Körper. Wahrscheinlich kann ich wegen des ungesunden Start in den Tag nicht abnehmen trotz der verschiedenen Diäten“

2.4. Darstellung einer positiven Verhaltensänderung anhand des SORKC-Schemas, Erläuterung der Options-Stufe sowie gesundheitsfördernde Verhaltensweisen nach Bandura (1997)

Ernährungsberaterin: „Welche gesündere Alternative könnte man zu Ihrem Frühstücksritual zu finden?“

S-Stimulus: Für ein ausgewogenes Frühstück wird ein proteinreiches Schake aus natürlichen Produkten direkt vor der Arbeitsschicht zubereitet und zur Arbeit mitgenommen. Es wird zwanzig Minuten früher aufgestanden, um bewusst ein gesundes Frühstück frisch für die Arbeit vorzubereiten. Es wird auf Backwaren und Süßigkeiten zum Frühstück verzichtet.

Ernährungsberaterin: „Welche Vorteile bringt Ihnen das bewusste und ausgewogene Frühstücken?“

O-Organismus:

Klientin: „Es wird eine positive Wirkung auf meine Figur und auf meine Gesundheit haben. Ich werde mich energiegeladener fühlen und effizienter arbeiten. Das ist ein großer Schritt zu meinem Ziel. Ich werde noch eine Portion für meinen Freund zubereiten, so dass er auch automatisch gesünder in den Tag starten kann. Nach dem gesunden Frühstück werde ich kein schlechtes Gewissen haben und die Regelmäßigkeit meiner Mahlzeiten wird sich verbessern.“

Ernährungsberaterin: „Welche Veränderungen wird für Sie eine Ernährungsumstellung bringen?“

R-Reaktion:

-es wird eine halbe Stunde früher aufgestanden

-es wird bewusster in den Tag gestartet

-es werden wichtige Nährstoffe geliefert

-das Gewicht wird reduziert

-keine Stimmungsschwankungen mehr

-viel aktiver und effizienter im Alltag starten

Ernährungsberaterin: „Zu welchen Maßnahmen kommen Sie, falls Sie anstatt eines gesunden Frühstück ein Schokobrötchen gegessen haben?"

C-Konsequenz:

Klientin: „Ich werde in mein Sparschwein 20€ reinwerfen müssen".

Bei dem letzten Antwort geht es um die Positive Bestrafung nach Skinner (1930), wobei eine Verhaltensweise zu einer unangenehmen Konsequenz führt.

2.5. Erläuterung zur Erarbeitung der What-Stufe auf Grund der Ausgangssituation und der Zielen

Die „What" Stufe wurde in zwei Sitzungen aufgeteilt. Bei der ersten Sitzung wurde diese Stufe teilweise erarbeitet. In der zweiten Sitzung musste die Ernährungsberaterin zurück zur diesen Stufe kehren, da die Klientin einige Hindernisse während der Verhaltensänderung hatte, wodurch es bei Ihr eine Frustration zustande kam, was möglicherweise kontraproduktiv gewesen wäre.

In der ersten Sitzung wurden der Klientin fünf W-Fragen gestellt:

-„Wie wird Ihr Frühstücksritual bei den Frühschichten aussehen?"

-„Welche Maßnahmen ergreifen Sie, falls Sie aus irgendwelchen Gründen Ihr gesundes Frühstück nicht dabei haben?"

-„Was werden Sie tun um Ihre Ernährungsumstellung dauerhaft beizubehalten?"

-„Was können Sie noch in Ihre Routine einbauen, um Ihr Wohlfühlgewicht schneller zu erreichen?

-„Was wird in sechs Monaten passieren, wenn Sie sich generell gesünder ernähren werden?"

Daraus entstanden potenzielle Maßnahmen der Klientin:

-„Ich werde zwanzig Minuten früher meinen Wecker stellen und mir einen gesunden Joghurt-Schake zubereiten, den werde ich anstatt meines Schokobrötchens auf der Arbeit trinken."

-„Ich gehe zum Supermarkt um mir eine gesunde Alternative zu kaufen, falls ich nichts vorbereitet habe."

-„Ich versuche meine Mahlzeiten generell vorher zu planen, verschiedene leckere Rezepte rauszusuchen, um die Vielfalt reinzubringen."

-„Ich werde auf alle Mahlzeiten mehr Wert legen und sie gesünder gestalten. Ich gehe wenigstens zwei Mal in der Woche ins Fitnessstudio trainieren. Ich gehe nach dem Abendessen eine große Runde spazieren. Ich versuche anstatt vieler süßer Zwischenmahlzeiten drei vollwertige Hauptmahlzeiten zu organisieren."

-„Ich werde mein Sechsmonats-Ziel erreichen und zwanzig Kilo weniger wiegen."

In der zweiten Sitzung wurde klar, dass Vieles bei der Klientin nicht nach ihre Vorstellungen lief und sie war innerhalb einer Woche nach Anfang der Umstellung demotiviert. Die Ernährungsberaterin wiederholte mit der Klientin die Stufe „What", um die alternative Handlungsmöglichkeiten darzustellen.

Am Anfang der Verhaltensumstellung lief bei der Klientin alles so, wie Sie es vorgenommen hatte. Nach dem achten Tag schaffte Sie es nicht, Ihr gesundes Frühstück vorzubereiten. Diesen Umstand beschrieb Sie als Stresssituation, statt sich etwas gesundes als Alternative zu kaufen verfiel Sie in Ihr altes Ernährungsmuster und griff zum Schokobrötchen. Hinzu kam, dass Sie es terminlich nicht geschafft hat drei Mal in der Woche trainieren zu gehen. Der Frust darüber steigerte sich so stark, dass es im Umkehrschluss zu einem erhöhten Konsum von hochkalorischen Mahlzeiten kam.

Während der zweiten Sitzung ließ die Beraterin die Kundin verschiedene Situationen skalieren (siehe Anhang Abbildung 3) und erstellte mit ihr den Aktionsplan nach Whitmore, 1997:

Tabelle 1: Beispiel für einen Aktionsplan (modifiziert nach Whitmore, 1997)

Was?	Wer?	Wann?	Wie?
Frühstück vorbereiten	Ich / mein Freund	Abends vor den Frühschichten	In einer Dose eingepackt und in den Kühlschrank gestellt
Lebensmittel einkaufen	Ich und mein Freund	Drei Mal die Woche	Einkaufszettel vorher schreiben; Rezeptideen vorher aussuchen

Was?	Wer?	Wann?	Wie?
Im Not Situationen	Ich	Dei erster Möglichkeit	Zum Supermarkt gehen und eine gesunde Mahlzeitalternative kaufen
Zum Fitnessstudio gehen	Ich	Zwei Mal die Woche bzw. Mittwochs und Sonntags	An diesen Tagen direkt nach dem Aufwachen meinen Tag Planen inklusive Sporttraining
In Stresssituationen	Ich	Direkt danach	Einen grünen Tee zubereiten und versuchen runterzukommen
Drei Hauptmahlzeiten einhalten	Ich	Jeden Tag	Vor einem Tag meine Mahlzeiten planen

2.6. Gap-Stufe des GROW-Modells und damit verbundene Schwierigkeiten, sowie Lösungen

Beim dritten Treffen sind bereits drei Wochen seit dem Start der Umstellung vergangen. Laut der Klientin nahm Sie 2,8 Kilo innerhalb drei Wochen ab und kann sich bereits mit dem neuen Lebensstil identifizieren. Wie es in der „Goal"-Stufe bereits erarbeitet wurde, wünschte Sie sich in 1,5 Monaten Ihr Gewicht um sechs Kilo zu reduzieren. Da Sie in drei Wochen bereits 2,8 Kilo verloren hat, nach drei Wochen, erscheint es nun sehr realistisch für Sie Ihr erstes Leistungsziel zu erreichen. Seit der Umstellung fühlt sie sich organisierter, die Planung der Mahlzeiten funktioniert gut und es macht Ihr mittlerweile sogar richtig Spaß. Ihr Frühstück bereitet Sie bereits am Vorabend zu und nimmt dies als Entspannungsritual wahr.

Die Klientin hatte Schwierigkeiten die Sporteinheiten einzuhalten, wobei Sie festgestellt hat, dass Sie überhaupt kein Sport mag. Im Gespräch wurde rausgefunden, dass Sie bei dem Training zwanghaft alle Sportübungen ausführt, welche Ihr keinen Spaß bereiten. Sie ist der Meinung, dass die Sporteinheit nur dann erfolgreich war, wenn Sie viel geschwitzt hat und Ihr Training kraftlos beendet. Im Gespräch erwähnte Sie, dass Sie sich im Studio nicht wohl fühlt, weil Sie sich für Ihren Körper schäme. Dazu sagte Sie, dass Ihr das Pilates-Training auf der Yoga Matte zu Hause sehr viel mehr Spaß bereitet, als ein Besuch im Fitnessstudio. Nach diesem Gespräch hat Sie ihren vorherigen Plan etwas angepasst und hat Ihr Training im Fitnessstudio durch heimische Pilates Einheiten ersetzt (Siehe Anhang Abbildung 3).

2.7.Maßmahmen zum Verhaltenstraining

Nach eigenen Beobachtungen stellte die Klientin fest, dass sie öfters kurz nach dem Abendessen Appetit auf Obst bekommt. Wie sie es selber beschrieben hat, liegt es daran, dass Sie und ihr Freund immer abends vor dem Schlafengehen zusammen gemütlich auf der Couch vor dem Fernsehen liegen und sich eine Schale mit klein gewürfeltem Obst zubereiten. Direkt nach dem Fernsehen ca. um 22:30 Uhr gehen Sie ins Bett. In diesem Fall handelte es sich um eine Gewohnheit, zur Entspannung beim Fernseher Obst zu konsumieren. Es handelte sich in diesem Fall also um einen Stimulus Effekt, welcher den Appetit auf Obst anregt, da dieses mit der Entspannung verknüpft ist. Die Maßnahme zu dieser Situation ist, wie Sie sich schon bei der ersten Sitzung vorgenommen hat (siehe „Option" Stufe), direkt nach dem Abendessen mit Ihrem Freund zusammen eine große Runde spazieren gehen.

An stressigen Tagen, wo Sie aus natürlichen Gründen nicht geschafft hat sich an den vorgenommenen Plan zu halten, fühlt sie Demotivation und Frust, welche sehr kontra-produktiv für Ihre Lebensstilumstellung sein können. Für solche unerwünschte Fälle führt sie Dankbarkeitstagebuch (siehe Anhang Abbildung 4), in welchem Sie aufschreibt, wel-che positive Dinge Sie heute erlebt oder geschafft hat. Dieses Ritual hilft Ihr solche Aus-rutschen zu vermeiden.

Während der Lebensstilumstellung hat sich ihre Denkweise rasant verändert, worauf sie selber innerhalb ersten drei Wochen gekommen ist:

Tabelle 2: Techniken der Umstrukturierung (modifiziert nach Wirth, 2008)

Ungünstige Gedanken:	Förderliche Gedanken zur kognitiven Umstrukturierung:
Ein Schockobrötchen zum Frühstück liefert meinem Körper viel Energie und ich kann besser arbeiten	Ein ausgewogenes Frühstück sättigt mich länger und versorgt meinen Körper mit Energie und gesunden Nährstoffen
Nach der höhen Kalorienaufnahme muss ich als Ausgleich auf meine Hauptmahlzeiten verzichten	Mein Stoffwechsel wird aktiver, wenn die Regelmäßigkeit meiner Mahlzeiten konstant bleibt

Ungünstige Gedanken:	Förderliche Gedanken zur kognitiven Umstrukturierung:
Ich muss jede Sporteinheit durchgeschwitzt beenden, um den Erfolg zu sehen	Wenigsten 20 Minuten leichte sportliche Aktivität am Tag tun meinem Körper langfristig gut und sind effizienter als einmal im Monat eine anstrengende Sporteinheit

2.8. Maßnahmen zur Rückfallprophylaxe

Um ein Rückfall zu vermeiden, wurden von Anfang an Leistungsziele erarbeitet, die realisierbar klingen. Zwischen jedem Leistungsziel gibt es ein Zeitraum von 1,5-3 Monaten, was ausreichend ist, um jedes Leistungsziel rechtzeitich zu erreichen.

Innerhalb der ersten drei Wochen nach dem Beginn der Lebensttillumstellung hat die Klientin mehrmals erlebt, dass Sie zum Abend ziemlich müde war und nicht geschafft hat sich Ihr Frühstück vorzubereiten oder einkaufen zu gehen. Sie hat mit ihrem Lebensgefährten darüber gesprochen und es wurde festgelegt, dass er in solchen Situationen diese Aufgabe für Sie übernimmt, Dies tut er sehr gerne, da er Sie auf Ihrem Weg unterstützen und entlasten möchte.

Die größte Angst hat die Klientin vor der zukünftigen Reise in die Heimat nach Kirgisistan, wo sich die Esskultur sehr von Ihrer Heimat in Deutschland unterscheidet. Als Rückfallmaßnahme hat sie sich vorgenommen, vor der Reise bei ihren Eltern und Freunden klarzustellen, dass sie gerade Ihren Lebensstil ändert und dies sehr wichtig für Sie ist. Sie möchte Ihren gesundheitlichen Zustand erwähnen, damit Ihre Gegenüber eine Vorstellung bekommen warum es der Klientin so wichtig ist Ihr Leben zu verändern. Falls es in der Heimat doch zu einer schwierigen Situation kommen sollte, wie zum Beispiel Süßigkeiten während des nettes Gesprächs mit Ihre Mutter spät Abends, dann sollte Sie vorher mit Ihrem Freund telefonieren, damit er Sie daran erinnert, wie viel es Wert ist auf die Süßigkeiten zu verzichten und eine gesündere Alternative zu finden, z.B. einen Tee trinken oder mit der Mutter an die frischen Luft zu gehen anstatt in der Küche zu sitzen.

3.Literaturverzeichnis

Whitmore, J.(2017), *Performance Consultants by Sir John Whitmore. Offizielle Website von Sir John Whitmore und seinem Team.* Zugriff am 16.11.2023. Verfügbar unter **https://www.performanceconsultants.com/grow-model**

Poetschi, & Bastian, M. (2016) *Zielerklärung und Zielerreichung im Coaching. Ergebnisse einer qualitativen Untersuchung von Coaching-Prozessen.* Zugriff am 14.11.2023. Verfügbar unter **https://link.springer.com/article/10.1365/s40896-016-0011-3**

BDI, Berufsverband Deutscher Internistinnen und Internisten (2007). *Thyroxin-Ein nahme kann Gewichtszunahme auslösen.* Zugriff am 14.11.2023. Verfügbar un ter **https://www.internisten-im-netz.de/aktuelle-meldungen/aktuell/thyroxin-einnahme-kann-gewichtszunahme-ausloesen.html**

Whitmore, J. (2009). *Coaching for Performance The Principles and Practices of emotional state. Psych. Review* (Bd.69).

Kanfer, F., & Maslow, G. (1995). Behavioral analysis. An alternative to diagnostic classification. Archivees of General Psychiatry.

Markgraf, J., Schneider, S., (2009). *Lehrbuch der Verhaltenstherapie. Band 1: Grundlagen, Diagnostik, Verfahren, Rahmenbedingungen.*

4.Abbildungs- und Tabellenverzeichnis

4.1.Abbildungsverzeichnis

4.2. Tabellenverzeichnis

Anhang

Anhang 1:

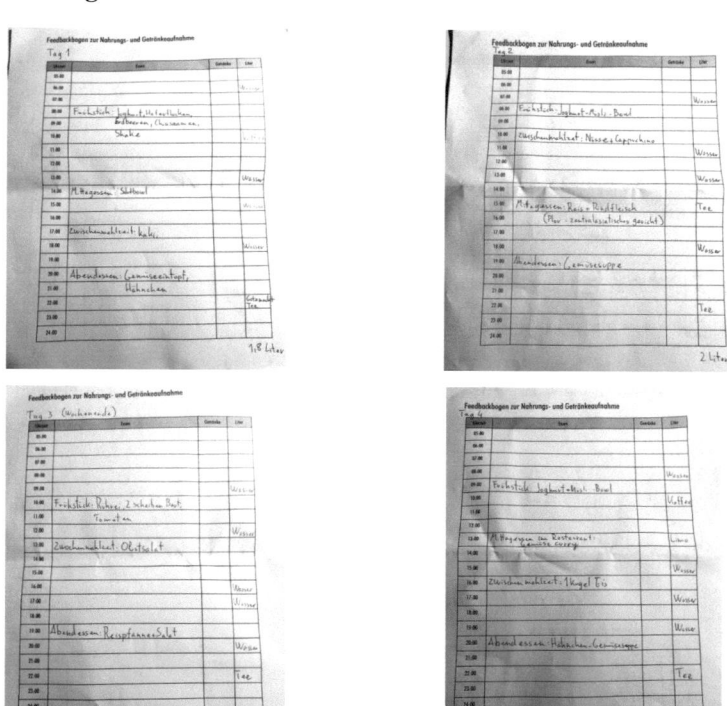

Abbildung 2: Ernährungsfeedbackbögen der ersten vier
Tagen nach der ersten Sitzung (eigene Darstellung)

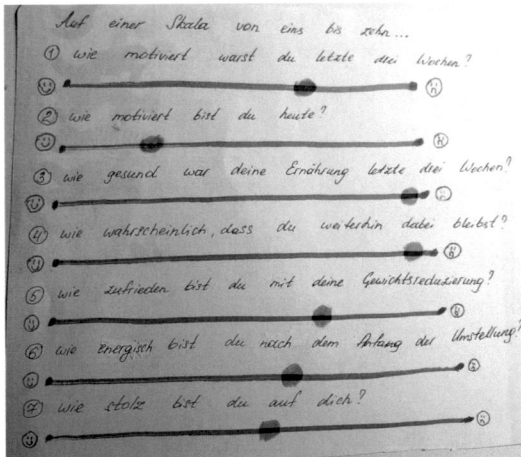

Abbildung 3: Skalierung für den Rückblick während der dritten Sitzung (eigene Darstellung)

Anhang 3:

Abbildung 4: Dankbarkeitsliste (eigene Darstellung)

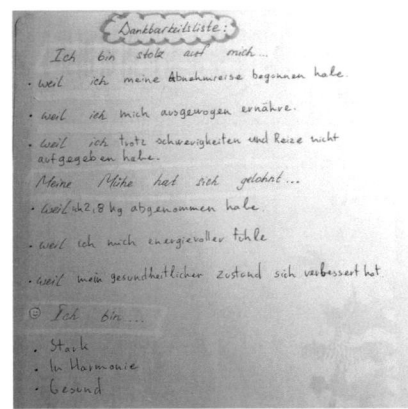